AF498927

DISSERTATION
APOLOGETIQUE
DES
REMEDES
MIS AU JOUR
PAR MADEMOISELLE
DE REZE',

OU

L'on voit la Réponse aux Objections qui y ont été faites; Ce que c'est que lesd. Remedes; Comment ils agissent; Et la maniere de s'en servir trés-ample & trés exacte.

SECONDE EDITION

Revûë, corrigée, & augmentée.

Par Mademoiselle DE REZE'.

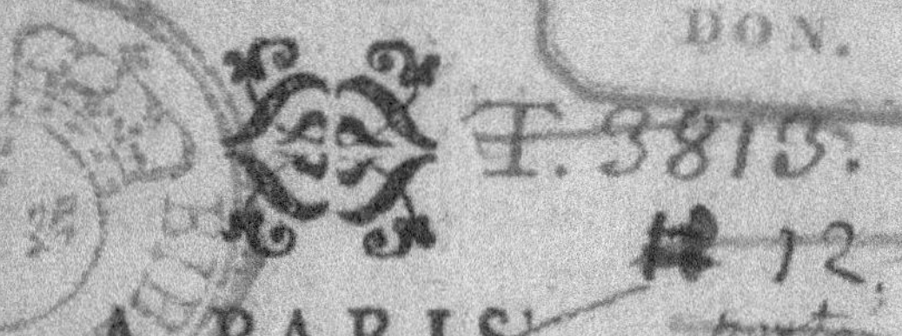

A PARIS,

Chez LOUIS COIGNARD, Imprimeur & Libraire de S. A. R. Mgr. le Duc d'Orleans, Regent du Royaume, ruë du Plâtre à l'Aigle d'or.

M. DCC. XXII.

Avec Approbation & Privilege du Roi.

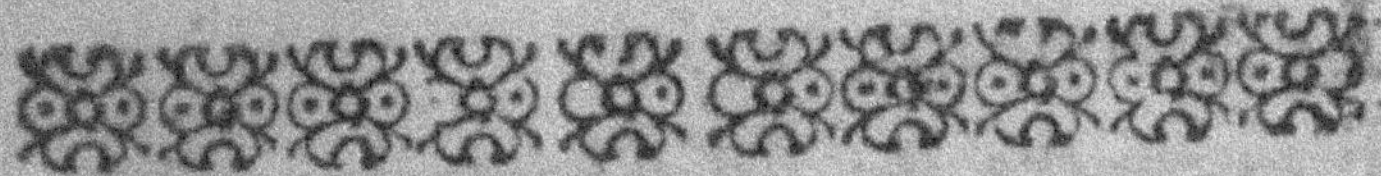

TABLE DES REMEDES

Contenus dans ce Livre.

TABLE DES REMEDES, &c.

AU

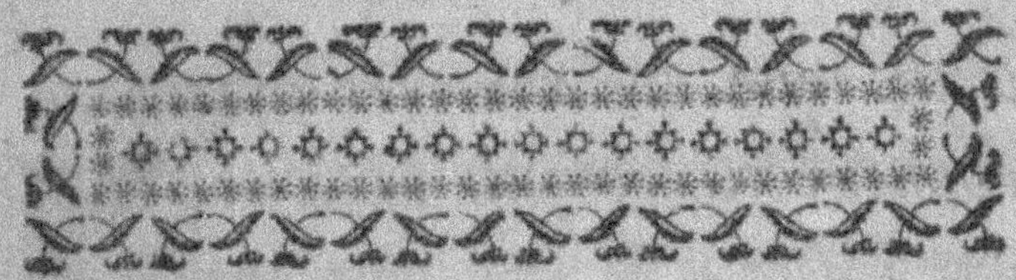

AU ROY.

SIRE.

Ce Livre paroîtra sans doute peu digne de VÔTRE MAJESTÉ *par son petit volume, mais j'ose l'assurer qu'il en est digne, parce qu'il contient, si la plus legere incommodité trouble la felicité la plus parfaite, rien ne doit estre plus pre-*

cieux que des remedes propres à donner efficacement la ſanté, ceux que j'offre à V. M. *ſont autant de ſpecifiques inconnus juſqu'à preſent, qui par une longue experience n'ont jamais manqué de reuſſir ſur toutes ſortes de ſujets pour la cure des maladies auſquelles ils ſont propres, le feu Roy Louis* XIV. *de glorieuſe memoire Ayeul de* V. M. *a bien voulu donner des eloges à mon remede contre les maux de dents aprés en avoir vû des experiences ſur feu Madame la Dauphine Mere de* VÔTRE MAJESTÉ, *& ſur quelques Princes & Princeſſes du Sang Royal, pluſieurs perſonnes de la Cour connoiſſent par leurs propres experiences la bonté du remede con-*

tre les Dartres, & l'efficacité du remede contre la Goute doit eſtre ſuffiſamment prouvée par la cure du Comte de Salvaticos ci devant Envoyé de Modene auprès de V. M. & ſur beaucoup d'autres perſonnes. Pour mon remede contre la Peſte, il n'a pas tenu à moi que la Provence n'en ait reſſenti les effets, puiſque j'ai offert au Conſeil de Santé d'en donner pour en faire les experiences.

Ce n'eſt point ici le lieu, SIRE, *de faire l'Eloge de V. M. j'abandonne ce ſoin à des plumes plus éloquentes, d'autant plus que tout ce que je pourrois dire ſeroit fort au deſſous des grandes choſes que la France attend de V. M. fondée ſur ſon excellent naturel & ſur le merite éminent des personnes qui prennent soin de son éducation, je prends seulement pour mon partage de faire des vœux sinceres & continuels pour la prosperité de V. M. & de souhaiter sur tout qu'elle n'ait besoin d'aucun remede, sa santé étant trop precieuse à l'Etat. C'est dans ces sentimens,* SIRE, *que j'ai l'honneur d'estre avec un très-profond respect.*

DE VÔTRE MAJESTÉ,

La très humble & très-obéïssante Servante & Sujette.

DE REZE.

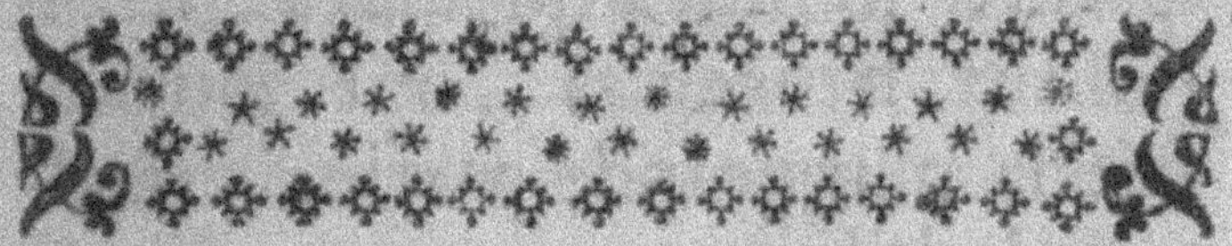

DISSERTATION APOLOGETIQUE DES REMEDES MIS AU JOUR,

Par Mlle. DE REZE'.

Où l'on voit la Réponse aux Objections qui y ont été faites, ce que c'est que lesdits Remedes, comment ils agissent, & la maniere de s'en servir très-ample & trés exacte.

JE sçai depuis long-tems que trois choses sont nécessaires pour faire fortune dans ce monde, se produire par tout avec grand bruit, mentir avec adresse, & soutenir ses mensonges avec audace : ces trois qualités jointes à quelques circonstances heureuses, ont souvent fait la plus grande partie de quelques habiles gens : par malheur pour moi je pense d'une maniere bien différente, j'aime la retraite & la simplicité, & j'ai toûjours regardé comme indigne de moi d'imposer à la multitude aux dépens de la verité, je n'ai jamais été en personne étourdir la Cour de l'excellence de mes remedes, j'ai cru qu'étant bons ils meritoient bien qu'on les vint chercher, & que s'ils avoient été mauvais ils n'auroient pas valu la peine que je me serois donnée. Feu M. Fagon premier Medecin du Roy s'en est servi plusieurs fois, M. Boudin actuellement Medecin du Roy a gueri avec mon Eau contre les Dartres, un Chevalier de Malte qui en avoit une au nez prête à degenerer en Cancer ; cela joint aux cures considerables que j'ai faites, ſont autant de preuve convinquantes de la bonté de mes remedes, auſſi ce ne ſera pas un Medecin qui y trouvera à redire, les vrais Sçavans ne ſont jamais ſurpris de rien, connoiſſant l'étendue de la nature, ils ſçavent qu'on peut faire pluſieurs choſes qu'ils ignorent, ils eſtiment ce qui eſt bon, ſans partialité en quelque lieu qu'il ſe trouve; mais il y en a d'autres qui bien plus remplis d'envie que de capacité ſe font un point d'honneur de deſaprouver tout ce qu'ils ne connoiſſent pas ſans conſiderer qu'un tel procedé leur ſait plus de tort qu'ils n'en ſçauroient faire aux autres.

Je paſſe à l'expoſition de mes Remedes que j'ai augmenté dans cette nouvelle Edition du Remede contre la Peſte, j'ai fait auſſi quelque changement à celui de la goûte pour en faciliter le tranſport dans les pays étrangers.

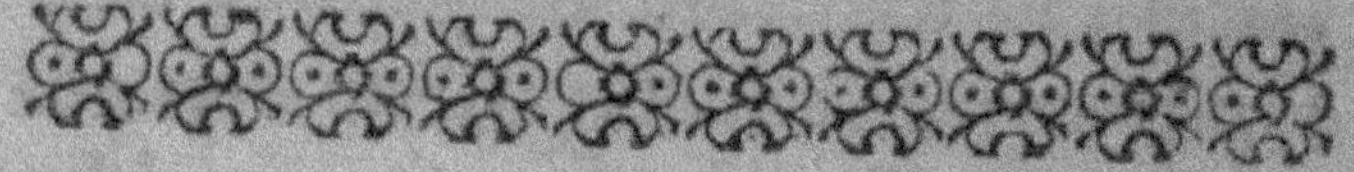

REMEDE

Contre la Goute, Rhumatismes, Sciatiques.

CERTIFICAT

DU COMTE DE SALVATICOS, Envoyé Extraordinaire de Modene à la Cour de France dans les années 1719. & 1720. au sujet du Mariage de Mademoiselle de Valois, Fille de S. A. R. Monseigneur le Duc d'Orleans, Regent du Royaume, avec le Prince Hereditaire de Modene.

NOUS *Comte de Salvaticos, Envoyé Extraordinaire, & Ministre Plenipotentiaire du Duc de Modene à la Cour de France, Decla-*

rons avoir été guéri de la Goute par Mademoiselle de Rezé ; & qu'ayant pris son remede dans le commencement de nôtre accès qui duroit ordinairement un mois, Nous avons dormi & senti du soulagement des la premiere nuit ; Nous avons marché le troisiéme jour, & sorti le cinquiéme ; & que Nous avons remarqué dans l'usage de l'eau qu'elle Nous a donnée pour Nous guérir, que ladite eau passoit très facilement sans incommoder la poitrine ni la tête ; qu'elle fortifioit l'estomach, & qu'elle évacuoit fort bien l'humeur de la Goute par transpiration, par les urines & les selles, & cela sans fatiguer en aucune maniere. En foi de quoi Nous lui avons donné le present Certificat, pour lui servir ainsi que de raison, que Nous certifions en tout être veritable, & que Nous avons signé de nôtre main & fait contre-signer par nôtre Secretaire, après y avoir fait apposer le Cachet de nos Armes. FAIT *à Paris le dix-*

huitiéme jour du mois de Février de l'année mil sept cent vingt.

Signé, LE COMTE DE SALVATICOS.

Et plus bas,
Par Son Excellence.
JOSEPH GHYBELLIRY,

Il étoit gouteux depuis plus de vingt ans, attaqué quatre fois l'année aux pieds & aux genoux, & plus en état qu'un autre de juger des effets de ce Remede, ayant étudié en Medecine à l'Université de Padoüe, sans parler du grand nombre de cures que j'ai faites avec ce Remede, & même sur des personnes considerables, ce Certificat venant d'une personne non suspecte, connuë de toute la Cour, qui a été ou pû être témoin de sa guérison, ne doit-il pas être plus que suffisant pour ébranler les faux préjugez du Public sur la pretenduë impoſſibilité qu'il croit être dans la cure de la Goute. Cependant pour joindre le raiſonnement à la démonſtration, je vais répondre aux objections qu'on fait communement contre la validité de ce remede. Par ce moien les gens ſenſés ſentiront le ridicule de ceux qui ſoûtenus de la ſeule opiniâtreté, compagne fidéle de l'ignorance, oppoſent leurs préjugez à tort & à travers ſans raiſon ni rime, au bon ſens & à la preuve.

Venons aux Objections.

La premiere eſt, qu'il n'y a point de remede contre la goute.

La ſeconde, qu'en guériſſant de la goute le remede cauſe la mort.

La troiſiéme, qu'on n'en guérit point radicalement.

La quatriéme, que ſi j'avois le ſecret de guérir de la goute, j'aurois cent mille livres de rente.

Pour prouver la fauſſeté de ces quatre objections, je répons à la premiere, qu'il est faux d'avancer qu'il n'y ait point de remede contre la Goute. *Ettmuler* rapporte une cure qu'il a fait d'un gouteux de naissance. *Sennert* & *Hoëferus* disent que les gouteux sont quelquefois surpris d'une maladie plus dangereuse que la Goûte, ou de la mort même, à moins qu'on n'ait attaqué le mal dans sa racine par une cure preservative. *Rhumelius* convient qu'on peut guerir de la Goute : on voit par là que ces Auteurs ont connu un Remede contre cette maladie, & qu'il n'est pas ridicule de dire qu'elle est guerissable. Mais je suppose qu'aucun Remede pour la Goute n'ait été connu jusqu'à present s'ensuivroit-il pour cela qu'il n'en existât aucun? La Medecine comprend en elle-même les Remedes de toutes les maladies, si quelques unes passent pour incurables, ce n'est pas sa faute, les excellens Remedes qu'on qu'on y a découvert de nos jours prouvent assés son étendue, & ce qu'on en doit attendre en s'appliquant à foüiller dans ses secrets, puisqu'on est convaincu de toutes les découvertes qui s'y sont faites de siécle en siécle, pourquoi ne veut-on pas qu'on y ait trouvé le Remede de la Goute, puisqu'elle le contient aussi-bien que les autres Remedes ? Quoiqu'un Remede n'ait pas été connu jusqu'à present il est évident qu'on n'en peut pas tirer une conséquence Phisique qu'il est impossible de le connoître, je dis même bien plus, c'est qu'on n'en peut pas tirer une conséquence moralle, au contraire on peut juger moralle-ment que ce Remede peut avoir été connu, puisqu'il existe dans la Medecine où l'on a fait tant d'autres découvertes : il est vrai qu'il y a des gens qui peuvent tirer avec justice une consequence morale, qu'ils ne découvriront jamais ce remede ; mais cette consequence qui se trouve juste à leur égard devient fausse, quand ils l'appliquent au reste des hommes.

Je conviens cependant que dans les choses extraordinaires un homme sensé ne doit pas croire legerement, mais quand la chose est possible & qu'il n'a pas d'autres raisons à y opposer que son faux préjugé & son opiniâtreté sans fondement il est ridicule à lui de décider contre.

Le parti le plus judicieux qu'il puisse prendre c'est de douter & dans ce doute un Gouteux raisonne-t-il sensément en refusant de prendre un Remede qui peut le guérir.

Pour lever ce doute & joindre l'exemple au raisonnement, le Comte de Salvaticos à été guéri de la Goute par moy, donc j'ay un Remede qui guérit de la Goute.

La ſeconde objection eſt qu'en guériſant de la Goute le Remede cauſe la mort.

Cet objection tombe d'elle même par la ſeule expoſition que j'ai toûjours faite des effets de mon Remede, ainſi elle eſt inſoutenable pour peu qu'on ait quelque connoiſſance de la Medecine : je dis que mon Remede évacüe l'humeur qui cauſe la Goute par tranſpiration, par les urines, & quelquefois par les ſelles : ſi le Remede fixoit ou arreſtoit l'humeur de la Goute il pourroit être dangereux, mais en l'évacuant il ne peut être que très ſalutaire, & eſt le vrai & ſur moyen de la guérir ; cependant les Gouteux dans la crainte d'une mort imaginaire en acceptent une neceſſaire en préferant une vie de douleur à une prompte guériſon.

Joigons la preuve. Le Comte de Salvaticos à été guéri de la Goute & n'en est pas mort, donc on peut guérir de la Goute sans tuer le malade.

La troisiéme objection est qu'on ne guérit point radicalement de la Goute.

S'il y a un Remede contre la Goute & que ce Remde la guérisse non en fixant ou arrêtant l'humeur qui la cause mais en l'évacution, & en dégageant les parties affectées, comme je viens de le prouver en repondant aux deux premieres objections, on ne peut pas nier qu'un tel Remede ne guérisse radicalement, puisque la cure radicale dans les maladies quelles qu'elles soient, n'est autre chose que de dégager les parties attaquées de l'humeur morbifique qui y cause des effervescences, des alterations, & des tentions contre nature, & qui par sa trop longue residence dans les mêmes parties, les détruiroit. Mais, dira-t-on, l'humeur de la goute est causée par la mauvaise digestion, & la cause de cette mauvaise digestion est dans le levain de l'estomach, je conviens de cela; mais, ajoûtera-t-on, il est impossible de changer ce levain, c'est ce que je nie: puisque les gouteux par l'usage continuel du lait, prétendent changer la tissure du levain de leur estomach & diminuer leur goute, pourquoi voudroient-ils qu'un remede propre à la goute, qui en est le specifique, n'eût pas la même vertu à un degré beaucoup plus éminent, plus sûr & plus prompt? Le lait n'est point un remede contre la goute, mais simplement un aliment plus propre qu'aucun autre à temperer l'acide de la goute, de la même maniere que l'eau est plus propre à temperer le sang dans la fiévre ardente, que ne seroit le vin ou l'eau-de-vie ; mais il seroit ridicule dans la cure de la fiévre, de s'attacher plûtôt à l'eau pour la guérir, qu'aux remedes specifiques que la Medecine nous enseigne pour la cure de cette maladie, quand même il y auroit quelques exemples de fiévres qui auroient été guéries par le seul usage de l'eau.

Le propre de mon Remede comme j'ay déja dit est d'évacuer l'humeur de la Goute & d'en dégager les parties affectées mais encore de fortifier l'estomach en usant & éteignant le ferment Gouteux ; aux uns il en faut plus, aux autres moins suivant la nature de la maladie & la constitution actuelle du malade.

Venons à la preuve. La cure radicale de la Goute aussi bien que de toutes les autres maladies n'est autre chose que d'évacuer l'humeur qui la cause & de fortifier l'eſtomach en uſant & éteignant le ferment Gouteux, c'eſt ainſi que le Comte de Salvaticos en a été gueri comme il le marque par ſon Certificat, donc mon Remede guerit radicalement de la Goute.

La quatriéme Objection eſt que ſi j'avois le ſecret de guerir de la Goute j'aurois cent mille livres de rente, ainſi comme je n'ai pas cent mille livres de rente, donc je ne gueris pas de la Goute.

Pour faire voir combien cette Objection eſt platte, il s'agit de ſçavoir ſi ce ſont les cent mille livres de rente qui doivent produire le Remede de la Goute, ou ſi c'eſt ce Remede qui doit produire les cent mille iv. de rente. Comme il n'y a point de doute que c'eſt le Remede de la Goute qui doit produire cette ſomme, il faut pour qu'il la produiſe ſuppoſer deux choſes: premierement que les Gouteux ajoûtent foi au Remede, &

qu'ils s'en servent, & en second lieu que les personnes considerables qui auront été gueries, soient assez magnifiques pour cooperer au cent mille livres de rente : rien n'est plus commun que de dire je donnerois la moitié de mon bien pour être gueri de la Goute, & quand on est gueri on se contente d'avoir payé le remede, ce que je dis je le sçai par expérience, & je l'ai éprouvé bien des fois : ce n'est pas là le moyen d'avoir cent mille livres de rente, le Remede cependant n'en sera pas moins le vrai spécifique de la Goute.

En voici la preuve. J'ai gueri le Comte de Salvaticos de la Goute, & je n'ai pas cent mille livres de rente, donc on peut guerir de la Goute sans avoir cent mille livres de rente.

Il me reste présentement à faire voir ce que c'est que le Remede. Dans la premiere Edition de ce Livre, j'ai donné ce Remede sous le nom d'Eau, quoiqu'il soit composé d'un Elixir & d'une Eau: l'Elixir est proprement le Remede de la Goute, & l'Eau n'en est que la base: comme cet Elixir joint à cette Eau faisoit un volume de vingt-quatre à trente pintes, ce qui étoit très-embarassant à transporter à cause des risques & des frais du transport, pour la commodité des Provinces & des Païs étrangers, je n'envoye presentement que l'Elixir qui consiste en une seule bouteille de pinte, & j'enseigne à chaque particulier la maniere de faire la susdite Eau de la dozer avec l'Elixir & l'usage qu'on en doit faire: on conçoit aisément que cet Elixir est incorruptible, & que par conséquent on peut le garder & transporter par tout, la dose ordinaire est d'une pinte, & le prix de cette pinte est soixante & douze livres.

Ce Remede guerit de toutes les

especes de Goutes, Rhumatismes inveterés, Sciatiques, &c. Il purifie le sang, leve toutes les obstructions, fortifie & donne de l'appetit, il est propre à tout âge, à tout sexe & à tout tempéramment.

EAU

Contre les Dartres vives & farineuses, Boutons, Rousseurs & autres maladies de la peau.

LEs Dartres viennent de deux manieres, ou par nature, ou par accident : leurs principes sont des sels acres & acides, qui coagulent la lymphe dans les glandes de la peau : dans ceux à qui elle viennent par nature, ces sels sont poussés à la superficie du corps par le mouvement du sang : & pour ceux à qui elles viennent par accident, ces ſels ont été introduits dans les pores de leur peau de pluſieurs manieres différentes, comme en couchant avec un Dartreux, ou en ſe ſervant des choſes dont il s'eſt ſervi, &c. quoiqu'il en ſoit il eſt toûjours vrai de dire que les Dartres ſont une maladie de la peau, & qu'il eſt inutile pour les guerir d'en chercher la ſource dans le ſang: les ſeignées, les purgations, & les rafraîchiſſemens dont on ſe ſert quelquefois pour ſe délivrer de cette incommodité, ne pourroient tout au plus être propres que pour prevenir les Dartres en déchargeant le ſang de ces particules ſalines & acides, & en l'empêchant par ce moyen de les pouſſer à la ſuperficie; mais quand une fois le dépôt eſt fait, & que la Dartre eſt formée, tous ces Remedes deviennent très-inutiles: j'ai pluſieurs expériences de ce que j'avance, & j'ai vû des Dartreux qui après avoir fait otus les Remedes que je viens de dire, & avoir même passé, par ce qu'on appelle vulgairement le grand Remede, en avoient rapporté toutes leurs Dartres, & qui n'ont pû être gueris que par le Remede que je leur ai donné.

Dans les Remedes extérieures il faut se garder des Repercussifs, les frixions de Mercure & le precipité, dont quelques-uns se servent, sont de cette nature : il font rentrer les Dartres, dont j'ai vû arriver de fâcheux inconveniens qui n'ont cessé que quand la force de la nature a fait ressortir les Dartres : il ne faut point aussi se servir de pomade ni d'huile, ces sortes de drogues bouchent les pores de la peau par leurs parties rameuses, & empêchent l'humeur de sortir.

Le Remede que je donne pour guerir des Dartres, est une Eau claire,

claire, qui devient blanche en la remuant, & qui attire en dehors l'humeur qui forme la Dartre & la fait tomber par eleuvres, par ce moyen elle guerit radicalement & sans aucun danger des Dartres vives & farineuses, boutons, rousseurs, & autres maladies de la peau.

Maniere de s'en servir.

Quand on veut s'en servir, on met un peu de cette Eau dans une fayence, on y imbibe un petit linge blanc, & on en frotte les Dartres, boutons ou rousseurs, le matin & le soir, jusqu'à ce qu'elles soient entiérement gueries, en observant, quand c'est au visage, de ne point laisser entrer de ladite Eau dans les yeux, quand on s'en frotte, elle cause une legere cuisson.

Il y a plusieurs personnes qui négligent de faire guerir leurs Dartres, quand elles ne sont point en des endroits visibles, qu'elles ne leur font point de mal, & que d'ailleurs ils se portent bien, il est bon cependant de les avertir que les Dartres ne demeurent jamais en même état, ou elles s'aggrandissent extérieurement, ou elles s'approfondissent, ce qui est d'une très-pernicieuse conséquence, parce que les sels acres & rongeants qui sont dans les Dartres, causent souvent des Ulceres malins, & même la mort : j'en sçai un exemple d'une personne de consideration qui mourut par des Dartres qu'elle avoit à la tête, & qui lui avoient carrié le crane.

Comme le Public est sujet à donner mal à propos une mauvaise interpretation aux Dartres, je ne nommerai point les personnes considerables que j'ai gueries, il suffit pour prouver la bonté de ce Remede de rapporter ce que j'ai déja dit ailleurs que M. Boudin actuellement au nombre des Medecins du Roi, a gueri avec mon Eau une Dartre qu'un Chevalier de Malte avoit au nez prête à degenerer en cancer.

PRIX.

Cette Eau est incorruptible, & peut être transportée par tout, les bouteilles sont de trois & de six livres, le prix est sur chaque bouteille, & le prix de la pinte est de soixante livres.

BAUME

Contre les maux de dents, les ulceres des gencives, & l'humeur scorbutique.

LEs maux de dents sont ordinairement causez par un acide vitié provenant ou de la mauvaise nourriture des dents, ou de la corruption de l'aliment, cet acide corrode les dents & les creuse, & même il s'y engendre quelquefois de petits vers qui augmentent encore considerablement la douleur : les dents ne sont point susceptibles de douleur, mais le petit nerf interne de la dent, soit par l'impréssion de l'air quand la dent est creuse, ou par la serosité qui le picote, ou par le petit ver qui s'y attache.

Le Baume dont je parle, guérit parfaitement tous les maux de dents, parce qu'il tuë le petit ver qui s'y rencontre, qu'il attenuë la serosité qui picote le nerf, & qui cause la douleur, & qu'il enduit si bien ce même nerf par sa glutinosité, que l'air n'y peut plus faire aucune impression ; il nettoye les dents carriées de leur sanie, & en ôte toute la mauvaise odeur. Par sa qualité détersive & astringeante il raffermit les dents, guérit les ulceres, ou petits chancres qui viennent aux gencives, & dissipe l'humeur scorbutique. L'éloge que le feu Roi Loüis XIV. de glorieuse memoire, a bien voulu faire de ce remede après en avoir vû plusieurs experiences, tant sur feu Madame la Dauphine, que sur plusieurs autres personnes de sa Cour, en prouve suffisamment la bonté, & sert à convaincre ceux qui sans sçavoir pourquoi, pretendent qu'on ne peut guérir les maux de dents sur tout quand la dent est gâtée.

Maniere de s'en servir pour les maux de dents.

Pour se guérir des maux de dents il faut se servir de ce remede dans le temps de la douleur. Alors on met un peu de coton au bout d'un curedent; on imbibe ce coton avec le baume, & on l'introduit dans le trou de la dent gâtée; il faut laisser pendant quelques minutes ce coton dans la dent, afin de donner le temps au baume d'agir; ensuite on le retire, & on en met d'autre imbibé dudit baume; ce qu'il faut réïterer jusqu'à ce que la douleur soit entierement passée.

Si la premiere fois qu'on aura introduit ledit baume dans le trou de la dent gâtée, la douleur cesse tout à coup, comme il arrive très-souvent, il faut encore en remettre plusieurs fois; autrement la douleur pourroit revenir.

Si la dent qui fait mal n'est point gâtée, il faut mettre le coton imbibé du baume entre cette dent & la dent voisine, le plus près des gencives qu'il se pourra, & faire comme j'ai dit cy-dessus. La guérison des maux de dents se fait dans un quart d'heure, ou tout au plus une petite demie heure.

MANIERE DE S'EN SERVIR pour rafermir les dents, guérir les ulceres des gensives, & dissiper l'humeur scorbutique.

Quand il s'agit de rafermir les dents, guérir les ulceres des gencives, & dissiper l'humeur scorbutique, il faut mêler environ deux tiers du baume avec un tiers de miel rosat, y tremper un peu de coton, & en frotter les parties malades le matin & le soir jusqu'à l'entiere guérison.

PRIX

Ce baume est incorruptible & peut être transporté par tout, les bouteilles sont de trois livres & de six livres, le prix est sur chaque bouteille.

Boutons contre les Fluxions.

Il y a des maux de dents causés par des fluxions qui tombent de la tête sur les dents, dans ces occasions il arrive souvent que plusieurs dents font mal tout à la fois, j'ay des boutons composés qui guérissent ces sortes de maux en attirant les eaux qui causent la fluxion.

Maniere de s'en servir.

Pour s'en servir on met le milieu du dit bouton sur les dents qui font mal, & on le soutient avec les dents de la mâchoire inferieur si le mal est aux dents d'enhaut ou avec les dents de la machoire superieure si le mal est aux dents d'enbas, il faut pencher la tête cu côté où est le mal & où on à mis le bouton pour laisser couler des Eaux qui sortent de la bouche, il faut laisser le dit bouton jusqu'a ce que le mal soit passé.

PRIX

Ce bouton est incorruptible & peut être transporté par tout ; le prix de chaque bouton est quinze sols.

Poudre pour blanchir les Dents.

Comme l'Entretien des dents paroît en quelque façon une suite presque necessaire du remede cela m'a engagé de faire une poudre pour les blanchir, quoi que cette poudre soit une minutie peu digne d'être mise avec des remedes considerables, elle ne laissera pas cependant d être utile au public pour obvier à touts les accidents qui peuvent arriver aux dents, en l'empêchant de se servir pour les netoyer de quantité de mauvaises choses qui y sont souvent contraires.

Maniere de s'en servir.

Cette Poudre est rougeâtre, elle netoye & blanchit parfaitement les dents sans leur faire aucun tort, quand on veut s'en servir, il faut moüiller le coin d'un linge blanc ou si on veut le bout du doit, prendre de la poudre avec le linge ou le doit moüillé, & en froter les dents jusqu'à ce qu'elles soient nettes.

PRIX

Cette poudre est incorruptible & peut être transportée par tout, les pacquets sont de dix sols & vingt sols, le prix est sur chaque Paquet.

Le Baume Universel.

Le seul nom de ce Baume lui sert de definition; car il est en effet souverain pour l'intérieur, & pour l'extérieur, on peut juger de ses vertus par celles qu'on attribue à un certain baume qui court le monde sous différens noms, & qui a quelque legere ressemblance à celui-ci, mais il est facile d'en faire la différence en examinant les effets de l'un & de l'autre.

Pour l'intérieur.

Le Baume universel pris intérieurement est un puissant Remede pour l'Apoplexie, Paralisie & Letargie; car ces maladies étant causées par des obstructions qui empêchent le cours des esprits dans le cerveau, ce baume qui est très-spiritueux rarefie les viscosités qui les embarrassent & ranimant la vigueur des esprits, il les met en état de faire leurs fonctions comme auparavant. Dans ces maladies il faut faire avaller une cuillerée dudit baume à la personne attaquée, & même réïterer s'il est besoin, il faut lui en frotter le nez, les tempes, la suture de la tête, les oreilles, & même y en faire entrer quelques Goutes.

Il est très-bon pour rétablir les parties nobles quand elles sont attaquées, parce qu'il les rafermit & les consolide en les dégageant de tout ce qui peut leur nuire; il est bon pour l'Epilepsie, les vertiges, les palpitations, & pour les foiblesses d'estomach causées par des flegmes, parce qu'il fortifie le cerveau, le cœur & l'estomach, en attenuant la pituite trop épaisse & en rarefiant le sang. Dans ces maladies, la dose est une cuillerée dans du vin ou du bouillon qu'il faut prendre le matin à jeun deux fois la semaine jusqu'à l'entiére guerison.

En en prenant la même doze, il repare les forces abbatues en vivifiant & multipliant les esprits. Pour les Coliques, il en faut prendre une cuillerée dans du vin, & même réïterer s'il étoit nécessaire. C'est un excellent preservatif contre la peste, la petite verolle, & toutes les maladies épidemiques, parce qu'il resiste au venin & à la malignité des humeurs, il en faut prendre vingt goutes dans une cuillerée de vin blanc.

Il en faut prendre la même dose quand on a des maux de cœur, & qu'on se sent dégoûté & abbatu. Il ôte la mauvaise haleine en en chaſſant la corruption de l'eſtomach qui en eſt la ſource, on en prend le matin à jeun huit ou dix goutes dans une cuillerée de vin.

On peut ſe ſervir de ce Baume en tout tems & à toute heure, ſeul, ou dans quelque liqueur appropriée, ſuivant le beſoin qu'on en peut avoir : il ne peut jamais faire de mal, & ſon opération eſt ſi douce qu'on ne s'apperçoit de ſes effets que par le bien qu'on en reſſent.

Pour l'extérieur.

Quant à l'extérieur, c'eſt le meilleur topique qu'il y ait contre la goute ; car il fortifie les nerfs & les jointures, amollit les duretés, reſout les tumeurs, en ouvrant les pores, & donnant iſſue aux humeurs les plus ſubtiles pour ſortir, mais encore en fondant les grossieres pour qu'elles puissent être enlevées par le mouvement du sang. Il en faut frotter les parties malades le matin & le soir, & y laisser une compresse imbibée dudit baume.

Il est souverain pour toutes les playes vieilles & nouvelles, ulceres chancreux, cancers, écroüelles ouvertes, bubons pestilentiels, pour toutes les blessures de fer ou de feu; pour les hemoroïdes; pour les morsures des animaux &c. en detergeant & consolidant les chairs & en les préservant de gangrenne. Quand on se sert de ce baume il ne faut point se servir d'autre chose, il ne souffre aucun onguent, & supposé qu'on en eût mis sur la playe auparavant, il faudroit la bien nettoyer avec du vin chaud, avant de s'en servir: il ne faut point l'appliquer avec la charpie, mais avec du cotton; si les playes étoient profondes, ou qu'elles perçassent de part en part, il faudroit seringuer du baume dans la playe; boucher les trous avec du cotton imbibé dudit baume, puis bander la blessure: si le mal étoit fort leger, il suffiroit simplement d'y appliquer le baume. Son operation est trés prompte & il guérit en peu de jours.

Il est bon pour la sourdité, les douleurs & tintemens d'oreilles, en introduisant dans l'oreille deux goutes avec un petit cotton imbibé du même baume.

Il ôte la mauvaise odeur de la bouche causée par la putréfaction des dents, en les frottant avec un peu de cotton imbibé du baume, & même il soulage les maux de dents.

Toutes les vertus de ce baume dont nous avons parlé cy dessus sont prouvées par l'experience; ainsi on peut le regarder comme un des meilleurs remedes qui soient dans la nature.

Les baumes liquides sont préferables à ceux qui sont en consistence d'extrait, parce que leurs principes étant plus actifs, & leurs esprits plus détachés ils agissent plus sûrement & plus promptement que les autres.

Le baume universel est incorruptible & peut estre transporté partout ; il faut avoir soin de le boucher exactement de peur qu'il ne s'évapore.

PRIX

Les bouteilles dudit baume sont de six livres & de douze livres, le prix est sur chaque bouteille.

EAU

Contre les maladies des yeux.

CEtte Eau par sa qualité détersive, astringeante, attenuante, & Resolutive, est souveraine pour la rougeur ou inflammation, cataracte, rayes naissantes, grains de petite verolle, fistule lacrimale: elle netoye les yeux chassieux, éclaircit & fortifie la vüe, son opération est trés-prompte; car elle guérir en huit ou dix jours & quelquefois en cinq ou six suivant la nature du mal.

Maniere de s'en servir.

Quand on veut user de cette Eau il faut la remuer & ne s'en servir que trouble, pancher la tête, en mettre avec le bout du doigt quelques goutes dans le coin de l'œil près du nés le matin & le soir jusques à l'entiere guérison. Quand il s'agit d'une fistule lacrimale, il est à propos de laisser pendant la nuit sur le coin de l'œil une petite compresse imbibée de ladite eau. La bonté de ce remede est prouvée tous les jours par l'experience.

PRIX.

Cette eau est incorruptible & peut être transportée par tout, les bouteilles sont d'une livre & de deux livres, le prix est sur chaque bouteille.

TEINTURE

Contre la peste.

LA peste est une maladie peu connue dont nous n'avons pas de definition bien claire; le specifique de la peste est encore moins connu. Comme cette maladie arrive rarement on néglige d'en chercher le principe & les remedes, & on croit employer plus utilement ses veilles à trouver les moyens de guérir les maladies journalieres: quand la peste commence à se declarer elle met un desordre general par tout; on court d'abord indifferemment à toutes sortes de remedes qui operent peu ou point, c'est ce qui n'arriveroit pas si on avoit un specifique propre à cette naladie, car la peste est toûjours la même, elle ne differe que dans le plus ou le moins.

Il me paroît cependant qu'on peut donner une définition raisonnable de la peste en disant que ce sont des corspuscules emanez des mines arsenicales qui étant dissouts par le nitre de l'air se multiplient à l'infini.

Le ferment vital en est attaqué

par le moyen de la veine des poulmons qui apporte dans l'oreille gauche du cœur avec le sang les parties les plus subtiles de l'air qu'elle reçoit des extrêmités de la trachée artere, la graduation du venin & la constitution actuelle du sang de celuy qui le reçoit. Comme cette maladie est prompte il faut lui opposer sur le champ un remede qui agisse avec une celerité infinie & qui soit gradué & modifié de maniere à pouvoir expulser le venin.

Le remede que j'offre pour la cure & la preservation de cette maladie est une teinture trés-spiritueuse suffisamment exaltée, homogene au sang par ses principes sulphureux & sallins, tirée de la plus pure substance des mixtes les plus propres à operer la guérison de la peste ; elle agit par la transpiration, pousse le venin du centre à la circonference sans exceder la nature ; en examinant ce remede ſans prévention & ſans partialité on conviendra qu'il eſt en ce qui regarde la peſte, infiniment audeſſus de tout ce qu'il y a dans la Medecine connuë.

Maniere de s'en ſervir

D'abord que quelqu'un eſt attaqué de la peſte il faut ſur le champ donner au malade une once de cette teinture dans un demi verre d'eau diſtilée de chardon beni, ou à ſon deffaut de vin d'Eſpagne, d'hidromel vineux, ou de bon vin blanc : ce qu'il faudra reïterer & meſme graduer, s'il eſt beſoin, juſqu'à ce que la peſte paroiſſe extérieurement par les bubons ; & quand ils ſeront ouverts, en y appliquant le baume univerſel dont j'ai parlé cy-deſſus, on guérira les malades plus ſûrement & plus promptement qu'avec tout autre remede.

Quand il s'agit de ſe preſerver de

la peste il faut mettre environ une once de ladite Teinture dans une pinte de vin d'Espagne, ou d'hidromel vineux, ou de vin blanc, & en boire un demi verre le matin a jeun.

Il y a long-tems que j'ai envoyé un Memoire au Conseil de santé dans lequel j'offrois de donner cette teinture pour en faire l'experience : je n'en ay pas entendu parler depuis, soit que ce memoire se soit perdu, ou que les choses se soient tournées d'une autre maniere, quoyqu'il en soit, je n'ay rien à me reprocher là-dessus, j'ay fait ce que j'ay cru devoir faire en conscience pour le salut de la patrie, mais je n'en sçai pas faire davantage

Les consequences de la peste sont si dangereuses, que sur le simple doute on ne doit point négliger de faire l'experience d'un remede offert pour en guérir, & ce n'est point dans un temps de calamité que doit regner cette esprit de parti qu'on remarque dans quelques particuliers qui méprisent tout ce qui ne vient pas d'eux, comme si toutes les connoissances devoient être renfermées dans une seule tête.

On juge aisément que cette teinture est incorruptible, elle peut être transportée par tout.

PRIX

Les bouteilles sont de six livres & de douze livres ; le prix est sur chaque bouteille.

J'avertis que ceux qui auront besoin de mes remedes de ne rien prendre comme venant de moi, qu'ils ne l'ayent pris chez moi même, ou qu'ils n'y ayent envoyé des gens trés-fidelles.

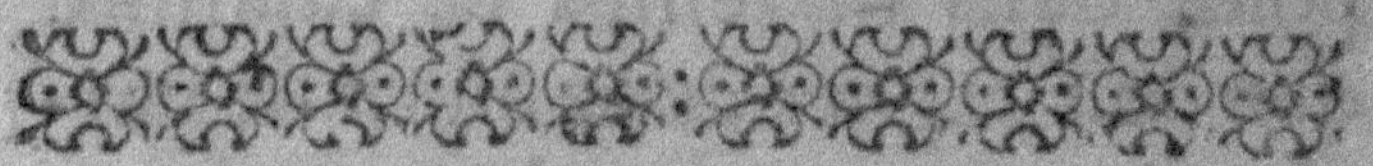

COSMETIQUE

Contre les mauvais effets du Blanc.

LE blanc dont se servent les Dames quelque beau qu'il soit & quelque addition qu'on y puisse faire, a toûjours pour baze principale les matieres métalliques, telles que le plomb, le bismud, l'arsenic &c. & les corrosifs, tels que l'eau forte, & l'esprit de Nitre, car autrement il ne blanchiroit point, & ne pourroit pas s'attacher au degré qu'il le fait. Ainsi il est inutile de se flater d'avoir des blancs de perles, de nacre, de coquilles d'œufs, de coquilles d'huitres, de simples, &c.

Quoiqu'une composition telle que je viens de dire, blanchisse d'abord, & même plus qu'il ne faudroit

faudroit pour imiter la nature, elle ne peut être que trés-nuisible à la beauté & à la santé; comme la blancheur de cette composition ne vient que du different arangement & de la grande attenuation des particules metalliques par les corrosifs, la chaleur naturelle venant à les rassembler, il ne reste sur la peau qu'une teinture plombée & des taches jaunes causées par les parties des corrosifs qui n'ont pu être emportés par les lotions: de plus ces parties corrosives & metalliques s'insinuant par les pores du visage & de la gorge gastent les dents, la poitrine, & causent souvent des maladies incurables. Je sçai que nonobstant la verité incontestable de ce que je viens de dire, les Dames se serviront toujours du blanc, il est un mal general, & même nécessaire pour celles qui ont une fois commencé à s'en servir, car elles ne peuvent cacher le tort qu'il fait à leur teint, qu'en en remettant tous les jours; aussi je ne disputerai pas là-dessus; mais voici un correctif que je leur presente, qui en empêchant tous les mauvais effets du blanc, repondra mieux à leur intention que toutes les choses dont elles se servent.

Ce correctif est un Baume blanc composé sans odeur, & qui a beaucoup de consistence, il oste les taches du visage, les élevures, le hâle, remplit les cavitez après la petite verolle, dissipe les cicatrices, unit le teint & le blanchit.

MANIERE DE S'EN SERVIR.

Il faut se frotter le soir avec ce baume pour emporter jusques aux moindres traces du blanc, le matin il faut étendre legerement sur la peau dudit baume avec le doit dans les endroits où l'on met le blanc, puis mettre le blanc par dessus, de sorte que ce baume servant, pour ainsi dire, de barriere entre la peau & le blanc, non-seulement il retiendra tous ses mauvais effets par la qualité qui lui est propre ; mais encore il le fera ressortir avec plus d'éclat, & d'une maniere plus naturelle & plus durable.

A l'égard des Dames qui n'ont point encore mis de blanc, en se servant de ce Baume le matin & le soir, elles pourront en peu de temps & sans aucun danger reparer les défauts de leur teint, & l'effet qu'il fera sur leur visage sera suffisant pour les empêcher d'avoir recours au blanc, car ce Baume s'attache & blanchit assez par lui-même.

PRIX

Ce Baume se garde tant que l'on veut, & peut être transporté par tout, les Pots d'une once sont de trois livres dix sols, ou cinquante francs la livre.

FIN.

Approbation du Censeur Royal.

JE soussigné Lecteur & Professeur du Roi, Docteur Regent de la Faculté de Medecine de Paris, & Censeur Royal des livres, Certifie à Monseigneur le Garde des Seaux, qu'ayant examiné par son ordre ce manuscrit intitulé; *Dissertation Apologetique des Remedes mis au jour par Mlle. de Rézé &c. Seconde Edition revue, corrigée, & augmentée*. Je le juge digne d'être imprimé. Fait à Paris ce 12. Juillet 1722. *Signé*, ANDRY.

Privilege du Roy.

LOUIS par la grace de Dieu Roy de France & de Navare, A nos amez & feaux Conseillers les gens tenans nos Cours de Parlement, Maîtres des Requêtes ordinaires de nôtre Hôtel, Grand Conseil, Prevost de Paris, Baillifs, Senéchaux, leurs Lieutenans Civils, & autres nos justiciers qu'il appartiendra : Salut. Nôtre bien amée la Demoiselle de Rezé, nous ayant fait supplier de lui accorder nos Lettres de permission pour l'impression d'un ouvrage de sa composition & qui à pour titre *Dissertation Apologetique des Remedes mis au jour par ladite Demoiselle de Rezé*; nous lui avons permis & permettons par ces Presentes de faire imprimer ledit livre en telle forme, marge, caractere, conjoinctement ou separement, & autant de fois que bon lui semsemblera & de le faire vendre & débiter par tout nôtre Royaume pendant le temps de trois années consecutives à compter du jour de la date desdites Presentes : Faisons Defenses à tous Imprimeurs & Libraires, & autres personnes de quelque qualité & condition qu'elles soient, d'en introduire d'impression étrangere dans aucun lieu de nôtre obéïssance; à la charge que ces Presentes seront enregistrées tout au long sur le Registre de la Communauté des Libraires & Imprimeurs de Paris, & ce dans trois mois de la date d'icelles; que l'impression de ce Livre sera faite dans nôtre Roïaume & non ailleurs, en bon papier & en beaux caracteres, conformement aux Reglemens de la Librairie; & qu'avant que de l'exposer en vente, le Manuscrit ou imprimé qui aura servi de copie à l'impression dudit Livre sera remis dans le même état où l'Approbation y aura été donnée, ès mains de nôtre très-cher & feal Chevalier Garde des Sceaux le Sieur Fleuriau d'Armenonville; & qu'il en sera ensuite remis deux Exemplaires dans nôtre Bibliotheque Publique, un dans celle de nôtre Château du Louvre, & un dans celle de nôtre très-cher & feal Chevalier Garde des Sceaux de France le Sieur Fleuriau d'Armenonville; le tout à peine de nullité des Presentes; Du contenu desquelles vous Mandons & Enjoignons de faire joüir ladite Exposante ou ses ayans causes pleinement & paisiblement sans souffrir qu'il leur soit fait aucun trouble ou empêchemens; Voulons qu'à la copie desdites Presentes qui sera imprimée tout au long au commencement ou à la fin dudit Livre, foi soit ajoûtée comme à l'original; Commandons au premier nôtre Huissier ou Sergent de faire pour l'execution d'icelles tous actes requis & necessaires, sans demander autre permission, & nonobstant clameur de Haro, Charte Normande, & Lettres à ce contraires; car tel est nôtre plaisir. Donné à Paris le vingt-quatriéme jour du mois de Juillet, l'an de grace mil sept cent vingt deux, & de nôtre Regne le septiéme.

Par le Roi en son Conseil. CARPOT.

Il est ordonné par l'Edit du mois d'Aoust 1686. & Arrests du Conseil, que les Livres dont l'impression se permet par Privilege de Sa Majesté, ne pourront être vendus que par un Libraire ou Imprimeur.

Registré sur le Registre V. de la Communauté des Libraires & Imprimeurs de Paris, p. 167. n. 191. conformement aux Reglemens, & notamment à l'Arrest du Conseil du 13. Aoust 1703. A Paris le 30. Juillet 1722.

DE LAULNE, Syndic.

Mademoiselle de Rezè demeure à Pàris rüe de la Comedie Françoise; il y a une affiche au dessus de la Porte; on la trouve tous les jours depuis dix heures excepté le Dimanche seul.

www.ingramcontent.com/pod-product-compliance
Ingram Content Group UK Ltd.
Pitfield, Milton Keynes, MK11 3LW, UK
UKHW020429180726
13839UKWH00003B/1411

9 782329 270425